DU STRABISME

PROPREMENT DIT,

OU VUE LOUCHE,

DE SES CAUSES ET DE SON TRAITEMENT CURATIF,

PAR

J. V. GAIRAL,

Chirurgien militaire, Chevalier de la Légion-d'Honneur.

A PARIS : Chez GERMER BAILLIÈRE, rue de l'Ecole de médecine, n. 17.

A STRASBOURG : Chez DERIVAUX, Libraire, rue des Hallebardes, n. 24.

A VERDUN : Chez l'AUTEUR.
Et chez LIPPMANN, Imprimeur-Lithographe.

VERDUN,

IMPRIMERIE ET LITHOGRAPHIE DE LIPPMANN, RUE MAZEL, 3.

1840.

DU STRABISME

PROPREMENT DIT,

OU VUE LOUCHE.

PAR LE MÊME AUTEUR.

1.° Méthode opératoire pour l'amputation partielle de la Main dans les articulations Carpo-Métacarpiennes. Paris, 1835.

2.° Recherches sur la Surdité, considérée sous le rapport de ses causes et de son traitement, et nouvelle méthode pour le Cathétérisme de la trompe d'Eustache. Paris, 1836.

3.° Essai sur la Perforation, avec perte de substance, de la membrane du Tympan. 1838.

Très-incessamment : Traité pratique des maladies de l'Oreille.

DU STRABISME

PROPREMENT DIT,

OU VUE LOUCHE,

DE SES CAUSES ET DE SON TRAITEMENT CURATIF,

PAR

J. V. GAIRAL,

Chirurgien militaire, Chevalier de la Légion-d'Honneur.

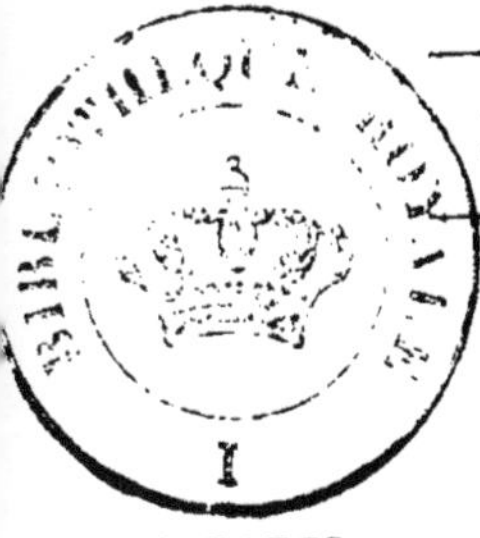

PRIX : 2 fr. 50 c.

A PARIS : Chez GERMER BAILLIÈRE, rue de l'Ecole de médecine, n. 17.

A STRASBOURG : Chez DERIVAUX, Libraire, rue des Hallebardes, n. 24.

A VERDUN : Chez l'AUTEUR.
Et chez LIPPMANN, Imprimeur-Lithographe.

VERDUN,

IMPRIMERIE ET LITHOGRAPHIE DE LIPPMANN, RUE MAZEL, 3.

Introduction.

Il est d'autant plus difficile de supporter une infirmité, soit congénitale, soit acquise, que le siège qu'elle occupe ou l'organe qu'elle affecte est plus en évidence. C'est ainsi que lorsqu'elle est placée de manière à être facilement cachée par les vêtemens, ne frappant les regards de personne, surtout si elle ne gêne aucune fonction accessible aux sens, nous la portons avec nous sans presque nous en appercevoir. Mais il n'en est pas de même de ces vices de conformation qui altèrent les traits du visage ! Nous produisons alors toujours une impression plus ou moins désagréable sur les personnes que nous abordons. Aussi avec qu'elle soin le chirurgien ne pratique-t-il pas la suture du bec-de-lièvre pour couvrir, le plus exactement possible, les dents mises à découvert par la division de la lèvre supérieure. Que de précautions ne prend-il pas dans les opérations pratiquées à la face pour qu'il ne reste aucune trace de son instrument ! Honneur à la Rhinoplastie qui a su emprunter aux parties voisines pour réparer les brèches faites à la face par les grandes pertes de substance. D'un autre côté, combien nous devons de louanges à la découverte de la vaccine qui, tout en préservant d'une maladie toujours grave, a mis le genre humain à l'abri de tant de monstruosités.

Il n'y avait donc plus qu'un pas à faire et la physionomie de l'homme ne pouvait plus offrir aucun vice de conformation au-dessus des ressources de la Chirurgie. Il ne s'agissait plus que de guérir le Strabisme. Cette difformité, considérée comme incurable par des hommes du plus grand mérite et notamment par l'habile et le hardi Delpech, vient d'être rangée, depuis le commencement de cette année, au nombre de ces affections qui sont opérées avec le plus grand succès. Oui, je le répète, le succès suit presque toujours l'opération du Strabisme, et les observations des Dieffenbach, des Philipps, des Lucas et autres ne sauraient être détruites par quelques faits épars qui, très-probablement, doivent leur non réussite à quelque circonstance particulière que nous ne pouvons relater ici.

Si la Chirurgie a eu tant de fois des droits à la reconnaissance publique, quels titres ne va-t-elle pas acquérir auprès de ces personnes qui n'ont d'autres reproches à adresser à la nature que de les avoir faites louches.. Aussi vont-elles aller, en toute confiance et sans craindre le moindre accident, prier l'homme de l'art de les débarrasser de leur difformité. C'est pour qu'elles ne soient pas trompées dans leur attente que nous avons voulu mettre tous les Chirurgiens à même de les satisfaire en publiant ce traité qui, s'il peut atteindre le but que nous nous sommes proposé, méritera, peut-être, d'être bien accueilli.

DU STRABISME PROPREMENT DIT,

OU VUE LOUCHE.

Conditions dans lesquelles se présentent les louches.

Au premier abord des personnes atteintes de Strabisme, la chose qui nous frappe le plus c'est la direction de leurs yeux. Nous remarquons, en effet, qu'elle est vicieuse, qu'elle n'est pas telle que nous avons généralement l'habitude de l'observer. Nous remarquons en outre, que, parmi ces personnes, les unes louchent d'un œil, et les autres de l'autre ; et qu'il en est d'autres qui louchent des deux yeux en même temps.

Toutes ne louchent pas également à la même distance. C'est ainsi que certaines en louchent que très-peu lorsqu'elles sont près de l'objet qu'elles regardent, tandis qu'elles louchent davantage quand elles en sont éloignées, *et vice versa*. Il y en a qui louchent d'un œil à une faible distance, et de l'autre à une distance plus éloignée. Chez le plus grand nombre, ferme-t-on l'œil qui ne louche point, l'autre se redresse et peut se porter dans tous les sens, et il conserve cette faculté tout le temps que l'œil sain reste fermé, à moins que l'on n'ait à faire à une personne âgée, car alors il ne conserve que pendant quelque temps sa nouvelle position; et si l'on découvre celui que l'on vient de fermer, l'on voit qu'il louchait derrière les paupières.

L'observation a démontré qu'il y avait des cas de Strabisme où l'œil changeait spontanément de direction; c'est-à-dire que, de convergent qu'il était, il devenait divergent.

Lorsque le Strabisme est peu prononcé, si l'on fixe l'attention des individus qui en sont atteints, sur leur infirmité, l'on peut parvenir, pour quelques instants, à rétablir la direction des yeux; mais la déviation ne tarde pas à se reproduire. Les malades disent alors que l'œil est comme bridé.

Le sommeil n'exerce aucune influence sur

le Strabisme qui existe également pendant cet état de repos.

La pupille, a dit M. Dieffenbach, est très-souvent dilatée du côté ou la déviation existe tandis qu'elle est au contraire resserrée du côté sain ; de là, la vue double tantôt dans les deux yeux, tantôt seulement dans celui qui est devié.

Cette circonstance de la vue double avait fait faire beaucoup de conjectures sur la cause du Strabisme. Mais tout semble pouvoir prouver qu'elle ne tient à autre chose qu'à une déviation du globe oculaire ; car, il est facile de la produire dans un œil sain, si par une pression exercée sur lui l'on change sa direction.

De Saint-Yves a prétendu que les personnes louches dès l'enfance ne voyaient pas double, ce qui se rencontrait chez celles à qui cette difformité arrivait à une âge avancé.

Si nous cherchons à connaître l'influence que le changement de direction des yeux peut exercer sur les phénomènes de la vision, nous apprenons que cette fonction s'exécute moins bien dans l'œil dévié que dans celui qui a conservé sa direction naturelle. Ce qui semble dépendre de ce que l'œil devié s'exerce moins que l'autre.

Définition du Strabisme.

Le Strabisme, de *Strabos* louche, est le défaut de concordance des axes optiques. Cette direction vicieuse des yeux avait fixé l'attention des anciens tout aussi bien que celle des modernes, car il eut été fort difficile de ne pas l'appercevoir; mais ce qui est resté longtemps à être décidément bien déterminé, c'est la cause de la déviation. Chacun a émis une opinion plus ou moins valable, et il faut descendre jusqu'à ces derniers temps pour rester positivement fixé sur la cause déterminante de l'affection qui fait le sujet de ce traité.

Le Strabisme dont nous nous occupons ici a été improprement appelé *Spasmodique*. En effet, les Grecs appelaient spasme toute espèce de convulsion; Blancardi a donné ce nom à toute contraction des muscles; Sauvages e

Cullen ont désigné sous le nom de spasme toutes les contractions musculaires involontaires ; de-là leur division en spasmes toniques qui consistent dans la rigidité et l'immobilité complète et involontaire des muscles qui en sont le siége, et en spasmes cloniques qui consistent dans des contractions et des relachemens alternatifs et involontaires de ces mêmes organes.

Ces diverses définitions du spasme, nous conduisent nécessairement à nous demander si l'adjectif spasmodique appliqué au Strabisme proprement dit, c'est-à-dire celui que nous rencontrons journellement et susceptible d'être opéré, a reçu une application bien exacte.

Le mot *Spasmodique* veut dire qui appartient au spasme ; qui est indépendant de la volonté. Or, les mouvemens de l'œil, chez les strabites, ont lieu sous l'influence de la volonté, puisque les individus peuvent, à leur gré, regarder en dehors, en dedans, en haut ou en bas, plus ou moins facilement et d'une manière plus ou moins régulière, soit avec les deux yeux à la fois, soit avec un seul. Mais toujours est-il qu'ils peuvent le faire mouvoir selon leur volonté ; et s'il arrive qu'un seul œil, ou tous les deux, affectent une direction fixe, sans pouvoir en être détournés, cela dépend d'un état de rétraction, et non d'un état spasmodique d'un ou de plusieurs organes moteurs de l'œil. Donc, nous ne pouvons appeler Strabisme *Spasmodique* celui qui fait le sujet de cet ouvrage. Aussi lui donnerons-nous le nom de *Strabisme proprement dit ou essentiel*, contrairement à M. Crommelinck et autres qui n'ont, pas plus que nous, prétendu parler du Strabisme symptomatique.

Causes du Strabisme.

Parmi les anciens, les uns ont prétendu que le Strabisme devait être attribué à un vice de la cornée transparante, soit qu'elle fut trop voutée, soit qu'elle fut placée dans une direction oblique. D'autres ont cru en trouver la cause dans un défaut du cristallin, ou dans son déplacement. Quelques-uns ont admis une lésion cérébrale. Certains, Buffon et M. Roux entre autres, ont pensé qu'il était dû à l'inégalité de la force visuelle dans les deux yeux, ou à une différence dans leur sensibilité.

La myopie, le peu de soin des nourrices de placer l'enfant convenablement, l'habitude des enfans de regarder de côté, celle de leur présenter à la fois plusieurs objets agréables, parcequ'alors, faisant effort pour les regarder tous en même temps, les axes des yeux cessent d'être parallèles, un accès convulsif, soit général, soit de la face seulement, et enfin l'action musculaire sur le globe de l'œil lui imprimant telle ou telle direction, ont été mises aussi au nombre des causes déterminantes du Strabisme.

Sans chercher à établir la valeur de chacune de ces opinions, nous nous arrêterons sur celle qui est la plus généralement admise, opinion sur la quelle l'expérience a décidément prononcé.

C'est bien sans contredit à l'action musculaire, soit permanente, soit momentanée, que doit être attribué le changement apporté dans la direction naturelle du globe oculaire dans le Strabisme. Telle était aussi l'opinion des Saint-Yves, des Demonceaux, des Delpech, des Troccon, etc., opinion qui tout récemment vient d'être confirmée par les intéressantes observations d'un grand nombre de chirurgiens tant français qu'étrangers, et parmi lesquels nous citerons surtout : à l'étranger, MM. Strohmeyer, Dieffenbach, Lucas, Philipps et Crommelinck ; et, en france, MM. J. Guérin, Rognetta, Velpeau et Sedillot.

Pour nous, en 1838, fesant l'anatomie de *l'œil* à quelques officiers du 12.ᵉ régiment de Dragons, nous nous exprimames ainsi en par-

lant de l'action des muscles de cet organe, « il
» peut arriver que l'un des muscles acquierre,
» par l'exercice, plus de force que son antago-
» niste ; dans ce cas l'œil est dirigé du côté du
» plus fort, et le Strabisme en est la consé-
» quence. Il faudrait donc couper le muscle
» pour détruire la difformité. »

Placé loin de toute espèce de ressource, cette idée resta sans pouvoir être développée.

Division du Strabisme.

L'on distingue deux espèces de Strabisme, l'un permanant, l'autre momentané. Dans le premier qui est dû à une rétraction musculaire, l'œil ne change point de direction, il reste fixe sur le point où il a été dévié. Dans le second qui dépend de la supériorité de la force contractible d'un de ses muscles sur son antagoniste, l'œil peut momentanément être plus ou moins éloigné du point où il a été dévié, pour reprendre sa direction vicieuse.

Le Strabisme permanent et le Strabisme momentané se subdivisent l'un et l'autre : 1.° En convergent ; 2.° en divergent ; 3.° en supérieur ; 4.° en inférieur ; 5.° en convergent inférieur ou supérieur ; 6.° en divergent supérieur ou inférieur.

Quant au Strabisme dit *horrible*, celui dans lequel l'un des yeux regarde en haut tandis que l'autre regarde en bas, nous n'en parlerons pas, attendu qu'il rentre dans la catégorie des autres espéces de Strabisme.

L'on a dit en outre que le Strabisme était parfait quand les deux yeux étaient affectés à la fois, et imparfait quand il n'y en avait qu'un.

Ne serait-il pas mieux de dire que le Strabisme est simple quand il n'y a qu'un seul œil de dévié, et double quand ils le sont tous les deux à la fois ?

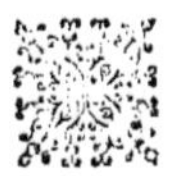

DES DIFFÉRENTES ESPÈCES DU STRABISME EN PARTICULIER.

1.° Du Strabisme Convergent.

Le Strabisme Convergent est le plus fréquent de tous. La raison anatomique de ce fait tient, selon M. Rognetta, d'une part à la disposition particulière de l'orbite, et de l'autre à la direction spéciale des muscles droits dont l'interne est le plus court et le plus avantageusement disposé pour attirer l'œil de son côté.

Cette affection consiste dans la déviation de l'œil en dedans. Dans ce cas, la pupille regarde la racine du nez et se trouve plus ou moins caché epar elle, et le bord externe de la cornée est dirigé en avant.

La déviation du globe oculaire en dedans, se borne-t-elle à un seul œil, les affecte-t-elle tous les deux à la fois, ou bien l'observe-t-on tantôt dans un et tantôt dans l'autre indistinctement, ou dans le droit plus particulièrement ?

M. Crommelinck s'étayant de la grande autorité de Buffon, dit, contrairement à l'opinion généralement admise, que les deux yeux ne peuvent pas être à la fois atteints de Strabisme, et il assure s'en être convaincu par l'observation.

Pourquoi ce privilège accordé à l'appareil de la vision de ne pouvoir subir les lois de la déviation que dans un de ses organes, tandis que les pieds, les mains et tous les organes doubles peuvent être affectés en même temps ?

Quand nous voyons les deux muscles orbiculaires des paupières, être, en même temps, le siége d'une affection spasmodique; quand nous voyons les deux yeux affectant, en même temps, une direction opposée : c'est-à-dire l'un regarder en haut pendant que l'autre est tourné en bas, ce qui constitue le *Strabisme horrible*; quand M. Philipps nous dit que dans quatre-vingts cas de Strabisme, il en a rencontré onze de convergents doubles, pouvons nous nous ranger de l'avis de M. Crommelinck ? non, sans doute. Aussi dirons-nous que les deux yeux peuvent être à la fois affectés de Strabisme, soit dans le même sens, soit dans un sens tout-à-fait opposé.

Quand il n'y a qu'un seul œil de dévié, il paraît que le plus souvent c'est le gauche. Le pourquoi serait difficile à expliquer, mais toujours est-il que l'observation générale semble avoir constaté le fait, ce qui est opposé à celle de M. Philipps qui, sur cinquante-sept cas de Strabisme convergent, en a compté trente-quatre du côté droit.

Le Strabisme convergent est tantôt congénital et tantôt il est acquis. Mais, à dire vrai, il est bien plus souvent congénital qu'on ne le pense généralement. Car il est très difficile de découvrir la vérité sur ce point, attendu qu'il n'y a pas une mère qui veuille avoir mis au monde un enfant présentant un vice de conformation.

Je connais une dame louche qui a deux jeunes filles. A la naissance de l'aînée, je reconnus un Strabisme convergent double, je l'annonçai, et aujourd'hui le fait est on ne peut plus constaté.

Admettra-t-on que cette affection a été acquise en naissant, ou bien qu'elle est héréditaire ? la mère est louche et les deux enfans le sont aussi. Mais il est bon de faire observer qu'elles ne le sont pas également. La plus jeune l'est moins que sa sœur, et, chez elle, la déviation n'a été bien vue qu'à l'âge d'un an. Cependant pouvons-nous admettre qu'elle soit ici le résultat de l'imitation, et quoique M. Crommelinck ait dit avoir vu plusieurs enfants atteints de Strabisme, chez qui la mère était également affectée, et où il n'avait pu découvrir d'autres causes que l'imitation de l'enfant à la mère, nous croirons difficilement qu'à un âge si tendre l'imitation soit possible. Nous avons vu déviés les yeux d'un enfant qui avait à peine deux mois. Si, à cet âge, la déviation est moins manifeste, c'est que la supériorité d'action d'un muscle sur son antagoniste est moins prononcée; mais, augmentant de jour en jour, d'une manière insensible, elle finit, avec le temps, par devenir très appréciable, et alors le Strabisme est constaté.

De même qu'il est difficile d'indiquer la cause du Strabisme convergent congénital, de même il est difficile d'établir celle qui détermine le convergent accidentel.

Après l'avoir attribué tantôt à la présence de vers dans l'estomac, ou au travail de la dentition déterminant des convulsions; tantôt surtout à la petite vérole, le défaut de soin des nourrices a été plus particulièrement accusé parce qu'elles n'ont pas la précaution de placer les enfants de manière à faire arriver la lumière directement sur leurs yeux.

Voici ce que dit Delpech à ce sujet :

« L'on a cru qu'il suffisait de coucher les en-
» fans en bas âge de manière que la lumière
» tombat obliquement sur leurs yeux, pour
» leur faire contracter l'habitude d'une attitu-
» de constante du globe, pour donner lieu au
» Strabisme; mais rien ne garantit l'exactitude
» d'une semblable observation, et l'on sera
» très porté à la considérer comme entièrement
» fausse, si l'on fait attention que dans les in-
» dividus où l'on observe cette difformité dès
» le plus bas âge, la déviation des deux yeux a
» lieu vers le même point, il est très commun,
» par exemple, qu'ils soient inclinés l'un et
» l'autre en dedans. »

La paralysie du muscle droit externe, peut quelque fois occasionner la déviation de l'œil en dedans et produire le Strabisme convergent ainsi que M. Crommelinck dit en avoir vû un exemple à Gand ; parcequ'alors le muscle droit interne n'éprouve plus aucune résistance pour entraîner l'œil de son côté. Mais l'action du droit interne, soit qu'il soit rétracté ou trop court, soit qu'il ait acquis sur son antagoniste une force de contraction supérieure, doit être considérée comme la cause la plus immédiate du Strabisme convergent.

2. Du Strabisme Divergent.

La déviation de l'œil directement en dehors, constitue le Strabisme divergent. Cette affection dépend de l'action du muscle droit externe qui, de même que le droit interne, peut être retracté, ou raccourci; ou bien qui peut avoir acquis sur son antagoniste une supériorité de force contractile suffisante pour vaincre la résistance de ce dernier.

La paralysie du muscle droit interne peut être la cause du Strabisme divergent en détruisant la résistance que doit généralement éprouver le muscle droit externe pour porter le globe de l'œil en dehors. Nul doute que le muscle droit externe n'entraine l'œil de son coté et ne produise le Strabisme divergent si le muscle droit interne ne s'y oppose.

Il est difficile de constater la paralysie du muscle droit interne. Mais l'on est autorisé à la soupçonner lorsque, fermant l'œil sain, l'autre conserve sa direction vicieuse. Car, s'il affecte une direction droite, l'on doit penser qu'il n'y a pas de paralysie dans le muscle. Je dis que l'on doit le penser ; mais pour l'affirmer, non. Attendu que le droit interne pourrait avoir perdu toute sa faculté motrice et l'œil être mu de son côté par l'action du grand et petit oblique réunis, destinés à le remplacer au besoin. De plus, Levret a dit que l'immobilité de l'œil, l'autre étant fermé, indiquait un déplacement du cristallin. La paralysie du muscle droit interne peut, comme celle du droit externe, être la suite d'une apoplexie cérébrale suivie d'hemiplegie ; ou bien elle peut dépendre d'un tiraillement outre mesure, et longtemps soutenu, du muscle droit interne par une contraction forcée du droit externe.

3.° Du Strabisme Convergent et en bas.

Deux causes bien distinctes peuvent donner lieu au Strabisme en dedans et en bas.

L'une consiste dans l'action simultanée des muscles droit interne et inférieur. En effet, si chacun de ces muscles agissait isolément, l'œil serait nécessairement attiré de son côté, et de-là le Strabisme convergent proprement dit, si c'est le droit interne qui agit, et le Strabisme en bas, si c'est le droit inférieur. Mais lorsque les deux muscles agissent en même temps, l'œil, ne pouvant prendre deux directions à la fois, doit nécessairement en suivre une différente et intermédiaire, qui est la résultante des deux forces représentées d'une part, par le muscle droit interne, et de l'autre, par le muscle droit inférieur. Cette résultante n'étant que la diagonale du parallélogramme fait sur la direction des deux muscles, ne pouvant entraîner l'œil ni en dedans ni en bas isolément, doit nécessairement le diriger en dedans et en bas.

L'autre cause du Strabisme convergent et en bas, est due à l'action du grand oblique qui peut être retracté ou raccourcie, ou bien qui a acquis sur son antagoniste une certaine supériorité de force contractile.

L'on reconnaîtra que la déviation de l'œil dépend de l'action simultanée des deux muscles droits, lorsque, l'œil sain étant fermé, celui qui est vicié ne pourra se porter ni en haut ni en dehors ; dans le cas contraire, l'affection tiendrait au grand oblique.

4.° Du Strabisme Convergent et en haut.

Produite par l'action simultanée des muscles droit interne et droit supérieur qui, ne pouvant, en même temps, porter l'œil dans deux sens différents, lui impriment une direction intermédiaire (théorème de la composition des forces).

Cette affection consiste, ainsi que son nom l'indique, dans la direction de l'œil en dedans et en haut. Dans ce cas, la pupille regarde l'angle interne de l'arcade orbitaire.

L'on a remarqué que le muscle droit interne pouvait seul imprimer à l'œil une direction oblique en haut et en dedans.

5.° Du Strabisme Divergent et en haut.

Le muscle petit oblique, ou oblique inférieur, est-il retracté, raccourci, ou a-t-il acquis plus de force que le grand oblique son antagoniste, soit que celui-ci ait subi quelque relachement par des tiraillemens immodérés, soit que sa longueur ait été accrue par la destruction de sa poulie de réfléxion, soit enfin qu'il ait perdu toute espèce de sentiment, et de mouvement, l'oblique inférieur dis-je, porte le globe de l'œil en haut et en dehors. De là, le Strabisme divergent et en haut dans lequel la pupille se trouve dirigée du côté de l'angle externe de l'arcade orbitaire.

6.° Du Strabisme divergent et en bas.

Cette espèce de Strabisme dont M. Philipps a cité des exemples dépend de l'action simultané des muscles droit externe et inférieur qui, par cela même qu'aucun d'eux ne peut entraîner l'œil de son côté, l'obligent à prendre une direction intermédiaire par suite de la quelle la pupille est dirigée en dehors et en bas.

7.° du Strabisme en haut.

(sursum vergens.)

Lorsque le muscle droit inférieur n'a pas assez

de force pour contrebalancer l'action du droit supérieur, alors celui-ci, dirigeant l'œil de bas en haut, porte la pupille en regard de la partie moyenne de l'arcade obitaire, derrière la quelle la cornée se cache pour ainsi dire en grande partie.

C'est dans ce cas surtout que le blanc de l'œil est apparent. La partie inférieur de la circonférence de la cornée est dirigée alors en avant, et le malade est obligé de baisser la tête pour pouvoir fixer les objets situés en face de lui.

8.° du Strabisme en bas.

Il arrive pour le muscle droit inférieur ce que nous avons eu déjà occasion de remarquer pour les autres muscles de l'œil. Sa rétraction, son raccourcissement, et surtout sa supériorité d'action sur son antagoniste, lui fait imprimer au globe de l'œil un mouvement de rotation en bas par lequel la pupille se trouve en rapport avec la partie moyenne du bord antérieur du plancher de l'orbite. La partie supérieure de la circonférence de la cornée devient antérieure, et, de même que dans le Strabisme en haut, le blanc de l'œil devient ici très apparent.

Dans ce cas de Strabisme, la personne qui s'en trouve affectée est obligée de lever fortement la tête, en la déjetant en arrière, pour pouvoir distinguer les objets placés devant elle. Encore faut-il que ces objets soient situés à une certaine distance ; car, vus de trop près, ils ne peuvent être appréciés d'une manière bien nette.

Traitement.

Il en a été pour le Strabisme de même que pour toutes les maladies en général. Son traitement a été subordonné à l'idée que l'on s'était faite de la nature de l'infirmité.

C'est ainsi que les uns, considérant la maladie comme héréditaire, l'ont jugée incurable. D'autres accusant la faute des nourrices, soit qu'elles couchent les enfants dans de faux jours où la lumière, ne frappant pas directement leur vue, les oblige à tourner leurs yeux de côté, soit qu'elles fassent voltiger devant leurs yeux quelques objets pour les appaiser quand ils crient, ont cherché à rétablir la direction normale en conseillant de donner à lire, aux enfans louches, des écritures menues, ou de les faire travailler à des ouvrages fins, tels que tapisseries à petits points, broderies délicates, etc., ou enfin, de faire, pendant plusieurs jours, matin et soir, pendant un quart d'heure chaque fois, contempler à l'enfant louche ses propres yeux dans un miroir, et de frotter, trois fois par jour, le front, les tempes et le dessus des paupières, soit avec de l'eau de la reine de Hongrie, soit avec le baume de Fioraventi, etc.

Il y en a qui, fesant dépendre la déviation d'une affection rhumatismale des muscles de l'œil, ont conseillé les saignées, les purgatifs, les vomitifs, les eaux thermales, la vapeur du café, de l'esprit de vin, etc.

Ceux au contraire qui n'ont vu dans le Strabisme qu'une faiblesse d'un œil ou de tous les deux, ont soumis ces organes à une véritable gymnastique. C'est ainsi que le nez de masque couvrant une partie de l'œil dévié ou de tous les deux, s'ils le sont également, le bandeau de Buffon, les lunettes opaques, excepté au centre, les coquilles percées à leur centre et appliquées à la manière des lunettes, les petits emplâtres de couleurs vives et variées appliqués au côté opposé à la déviation, etc., etc., ont été employés par des autorités chirurgicales qui ont prétendu s'en être bien trouvées. Enfin

M. Rognetta a eu à se louer de l'application du galvanisme sur le muscle opposé à celui de l'inclinaison oculaire.

Chacune de ces méthodes, il faut l'avouer, a eu quelques succès à enregistrer, sans en excepter celle qui consistait à ne rien faire, car, l'on a vu des Strabismes disparaitre quelque fois spontanément. Mais, la méthode qui a pour but de changer l'état, ou de modifier l'action d'un ou de plusieurs muscles producteurs du Strabisme doit, sans contredit, mériter la préférence.

Aussi est-ce aujourd'hui celle que l'on suit le plus généralement. Elle consiste à couper un ou plusieurs muscles de l'œil, ou leur tendon.

Cette idée est une heureuse application de la section des tendons des muscles, ou des muscles eux-mêmes affectés de rétraction, comme moyen de remédier aux *pieds-bots* ou aux *torticolis*. Elle n'est connu dans la science que depuis le commencement de cette année; et quoique nous l'eussions conçue en 1838, ainsi que nous l'avons dit plus haut, l'honneur en est généralement accordé à M. Strohmeyer, qui paraît avoir fait comme nous en 1838. C'est-à-dire, à s'être borné à quelques essais sur le cadavre.

Du reste voici ce que dit M. Crommelinck sur ce point historique, (*mémoire sur l'opération du Strabisme spasmodique. Bruges, 15 juin* 1840. *Page* 6, 7 *et* 8).

« La découverte de l'opération du Strabis- » me date depuis fort peu de temps, depuis » cinq à six mois tout au plus, et déjà il de- » vient fort difficile, si pas impossible, d'en » désigner l'auteur avec certitude. La pr emière » nouvelle qui en a transpiré dans notre pays, » est consignée dans les *annales d'oculisti-* » *que.* (1) Il ne fut là question toutefois, » que d'essais tentés sur le cadavre par M. » Strohmeyer, médecin allemand, et je ne » crois pas que l'article du susdit recueil ait » seulement réussi à attirer l'attention des pra- » ticiens. M. Cunier prétend aujourd'hui, (2) » qu'il a pratiqué le premier, même avant » les médecins allemands, l'opération sur le » vivant, et il a promis d'en fournir des preu- » ves dans le prochain numéro de ses annales. » Il y a lieu de s'étonner de ce que M. Cunier » ne nous ait point rendu compte de cette opé- » ration, quel qu'en fut le résultat, le jour » même où il la fit; mais pour ne nous le

---

(1) *Annales d'oculistiqne*, rédigées par F. L. Cunier, Bruxelles, octobre 1839.

(2) Opere citato, avril 1840.

» prouver qu'aujourd'hui, il ne s'en attirera pas
» moins d'honneur, si toutefois il parvient à
» nous prouver *incontestablement* que lui, le
» premier, il ait eu l'heureuse idée de mettre
» l'invention de M. Strohmeyer en exécution
» en Belgique, avant même qu'elle le fut en
» Allemagne, quoique là, comme ici, l'ont
» ait complètement ignoré ses premières ten-
» tatives.

» Dans ce temps là, il n'était encore aucu-
» nement question de cette opération en Fran-
» ce, quoique les *journaux* de *ce pays* et les
» dites *annales d'oculistique* prétendent, dans
» leurs dernières publications, que M. *Jules*
» *Guerin*, (Belge de *naissance*), ait *le premier*
» *indiqué la possibilité, depuis plusieurs an-*
» *nées, d'appliquer à la section d'un des*
» *muscles droits de l'œil, la méthode sous-*
» *cutanée.* Je suis fortement tenté à ajouter
» fois à cette prétention, car je suis pertinem-
» ment convaincu, qu'aucun médecin n'ait
» fait faire autant de progrès à l'orthopédie,
» que M. *Jules Guérin*, soit par ses études et
» ses recherches incessantes sur cette matière,
» soit par ses applications et ses inventions con-
» tinuelles, car chaque jour il nous démon-
» trait la possibilité de la section sous-cuta-

» née d'un des muscles pour remédier à une
» difformité quelconque.

» Quoiqu'il en soit, il est rare qu'une in-
» vention quelconque n'ait été longuement
» amenée par une succession d'idées nouvelles,
» dérivant les unes des autres, et, dès-lors, il
» est très probable, que c'est à la suite de cette
» double émission d'opinions, d'abord par M.
» *J. Guérin*, puis par M. *Strohmeyer*, que MM.
» *Dieffenbach* de Berlin ou *Philipps* de Lié-
» ge, sont parvenus à la mise en pratique de
» la guérison du Strabisme, par la section du
» muscle droit interne de l'œil. J'ai également
» parlé de MM. *Dieffenbach* et *Philipps*, parce-
» que jusqu'à ce jour, les journaux sont enco-
» re remplis de versions différentes à cet égard,
» et il est encore impossible de constater le
» quel des deux chirurgiens doit obtenir l'hon-
» neur de l'invention. Toujours est-il, que
» c'est l'opération du Strabisme pratiquée avec
» succès à Berlin par M. *Dieffenbach* sur la
» personne de M. *Verhaeghe*, jeune médecin
» de Bruges, faisant aux frais du gouverne-
» ment un voyage scientifique dans les diffé-
» rentes universités de l'Europe, c'est cette
» opération, dis-je, pratiquée le 21 mars 1840,
» qui a donné l'éveil aux chirurgiens de la Bel-
» gique, par une longue lettre adressée, à cet

» effet, par M. *Verhaeghe* lui-même à la *sociét*
» *de sciences naturelles de Bruges*, et inséré
» dans *ses annales vers le* 15 *mai dernier*, e
» bientôt reproduite par différens journau
» du pays. M. Verhaeghe n'avait aucunemen
» décrit le procédé opératoire, et les quatr
» ou cinq praticiens qui, jusqu'à ce jour, on
» osé tenter l'opération, ont suivi celui qu
» était indiqué par M. *Strohmeyer*, et som-
» mairement décrit dans les *annales d'occulis-*
» *tique* dans le n.° dont j'ai parlé plus haut.

Vinrent ensuite les Lucas, les Rognetta, les Sédiliot, les Velpeau, etc. Les uns et les autres ont plus ou moins modifié les méthodes et les procédés opératoires, et les instrumens dont on s'est servi. Mais aucun, que nous sachions, n'a envisagé la question sous le point de vue du lieu d'élection, ce qui pourtant n'est pas sans importance. Car de même que, pour toutes les opérations chirurgicales, il est mis en principes d'assigner le point où il est généralement plus avantageux de les pratiquer, de même aussi, dans l'opération du Strabisme, il n'est pas indifférent de savoir : 1.° si c'est la *myotomie* ou la *tenotomie* qu'il s'agit de pratiquer; 2.° si l'une ou l'autre peuvent l'être indistinctement; 3.° enfin, s'il y a des cas où l'une doit être préférée à l'autre.

Toutes ces questions nous ont paru mériter quelque développement, tout autant que l'état actuel de la science, sur ce point, puisse le permettre. Dans le n.° du 1.er octobre de cette année, (Gazette des hôpitaux), nous avons dit qu'il ne devait pas être indifférent, pour le succès de l'opération du Strabisme, de couper le muscle lui-même (Myotomie), ou son tendon oculaire (ténotomie). Ce qui se conçoit aisément quand on se donne l'explication du motif de l'opération. En effet, il s'agit d'un muscle qui est plus court ou plus fort que son antagoniste, l'indication doit donc consister à diminuer ou à détruire son raccourcissement ou sa force. Dans le premier cas, il faut l'allonger; tandis que dans le second, il est indispensable de diminuer ou d'annihiler son action.

Pour opérer l'allongement, ce sera à la *ténotomie* que l'on devra s'adresser, et, pour la destruction, la *myotomie* devra être mise en pratique.

Reste maintenant à savoir la quelle des deux mérite la préférence.

Nul doute que la *ténotomie* n'offrit plus d'avantage, et ne dut par cela même être choisie, si le tendon était disposé de telle sorte qu'après la section faite, l'on peut maintenir les parties divisées, à une certaine distance l'une de l'autre. Mais la chose étant impossible parceque, d'une part, il est difficile de manier à son gré le globe de l'œil, et qu'ensuite le tissu cellulaire qui unit le tendon à la sclérotique d'une manière d'autant plus intime que l'on se rapproche davantage de la cornée, s'oppose à ce qu'il s'éloigne de sa surface d'insertion, et cela d'autant plus qu'il est en plus grande quantité, ou, pour mieux dire, que le point de section est plus rapproché de la cornée et plus éloigné de la fibre musculaire. Aussi ne trouverait-on pas là la cause, du moins en partie, de tant d'insuccès qui ont été signalés après l'opération? de-là donc la nécessite de pratiquer la *myotomie*, au moins chez l'adulte, en ayant bien soin surtout que l'instrument tranchant ne ménage aucune des fibres du muscle sur lequel l'on opère; car le succès sera d'autant plus incomplet que le nombre des fibres qui auront échappé à l'instrument sera plus grand.

Ne voyons pas, dans ce qui précède, une condamnation, sans apppel, de la *ténotomie* dans le traitement du Strabisme! il est en chirurgie une cour devant la quelle l'on voit détruire maints et maints arrêts rendus par les plus belles théories que l'imagination la plus fertile ait pu créer : c'est la pratique. Aussi est-ce à elle que nous en référons pour juger les idées que nous allons soumettre à nos lecteurs.

Il serait inutile, dit M. Crommelinck, « de » tenter l'opération sur un sujet qui n'aurait » pas atteint l'âge de douze à quinze ans »(1) à cause probablement de la pusillanimité qu'il suppose à l'individu. Mais puisque l'on est parvenu à opérer la caratacte, chez les enfans en bas âge, puisque tous les jours nous avons l'exemple d'extraction de dents opérées à ce même âge, et que nous même nous avons disséqué sur la face d'un enfant de sept ans, une tnmeur carcinomateuse, nous ne voyons pas qu'il soit plus impossible alors de pratiquer l'opération du Strabisme.

Il pourrait ne pas être indifférent, pour l'opération elle-même, et les avantages que l'on peut en retirer, de la pratiquer à un âge un peu avancé, ou à un âge plus tendre.

Dans le premier cas, la *myotomie*, la seule applicable, par le fait même de la destruction qu'elle opère, se trouvant restreinte à certains muscles, constitue l'incurabilité de diverses espèces de Strabisme, tels que le vertical et le convergent en bas; tandis que dans le second,

---

(1) Mémoire sur l'opération du Strabisme spasmodique. 15 juin 1840.

la *ténotomie* trouvant son application, acquiert, sur la *myotomie*, l'avantage de pouvoir être pratiquée dans tous les cas de Strabisme, avec quelques chances de succès.

En effet, dans l'enfance, toutes les parties étant généralement beaucoup plus souples que dans l'adolescence, se prêtent, avec plus de facilité, aux diverses formes que l'on veut leur faire prendre. Conséquemment le tissu cellulaire intermédiaire aux tendons des muscles de l'œil et à la sclérotique, pourra leur permettre de glisser pour ainsi dire l'un sur l'autre, sans se séparer entièrement, lorsque le tendon d'un de ces muscles aura été divisé à une distance plus ou moins éloignée de la cornée. De-là, le moyen, sans couper le muscle, de l'allonger suffisamment pour rétablir l'équilibre.

La *ténotomie*, dans le Strabisme, aura des résultats plus ou moins avantageux selon que le point de section du tendon sera plus ou moins éloigné des fibres musculaires, à cause du tissu cellulaire qui l'unit à la sclérotique, tissu dont les fibres opposeront au glissement une résistance proportionnelle à leur nombre. Ainsi donc l'œil sera d'autant moins bien ramené à sa direction naturelle, que le tendon aura été coupé en un point plus rapproché de la cornée. *Et vice versa.*

De ce que nous venons de voir l'on doit tirer cette conséquence, que chez l'adulte, affecté du Strabisme, l'on doit pratiquer la *myotomie*, tandis que, chez l'enfant, c'est à la *ténotomie* qu'il convient de s'adresser, attendu que le tissu cellulaire, tout en s'opposant à la séparation complète du tendon et de la sclérotique, permettra néanmoins assez de glissement pour que l'œil soit ramené au point voulu.

Mais quel sera le point du tendon ou la section devra avoir lieu?

A cet égard nous dirons que l'éloignement de la cornée doit être d'autant plus grand que l'enfant est d'un âge plus avancé. C'est-à-dire que plus l'enfant est jeune, plus l'on doit ménager la longueur du tendon, parcequ'alors il suffit d'un léger débridement pour ramener l'œil; et cette longueur du tendon se trouvera d'autant plus ménagée que le point de section sera plus rapproché de son insertion vers la cornée.

En évitant ainsi de couper le muscle, l'on évite ce qui est déjà arrivé; c'est-à-dire de voir le globe occulaire tomber brusquement et venir se placer, soit dans le milieu de l'ouverture des paupières, soit dans un tout autre point; ou bien prendre une direction toute opposée à celle qu'il affectait.

La *myotomie* et la *ténotomie*, ne sont pas les seules opérations que l'on puisse appliquer au traitement du Strabisme. Il y en a encore une que nous appelerons *chondrotomie*, parce quelle consiste dans la section de la poulie cartilagineuse du grand oblique, ce muscle pouvant, par ce moyen, être aisément allongé sans subir la moindre altération.

MANUEL OPÉRATOIRE.

Peu d'opérations chirurgicales ont subi, dans si peu de temps, de si nombreuses modifications que celle du Strabisme.

En Allemagne, en France et en Angleterre surtout, les journaux ont été remplis de nouveaux procédés, avec addition d'instrumens nouveaux. Mais tout cela n'a rien changé au premier mode opératoire tel qu'il avait été décrit par M. *Strohmeyer*, et que l'on a, à tort, attribué à M. Dieffenback, sans doute parce-qu'il avait eu le mérite de l'imiter le premier.

Il serait trop long de faire un examen critique de tous les instruments et procédés successivement mis en usage, et proposés pour l'opération du Strabisme, depuis l'époque ou

M. Strohmeyer la conseilla pour la premiere fois jusqu'à ce jour. Aussi nous bornerons-nous à faire connaître ici les procédés opératoires qui ont été jusqu'à présent le plus communément suivis, et qui sont ceux de MM. Strohmeyer, Lucas, Crommelinck, Jules Guérin, Sédillot, Ferrall, Velpeau et Baudens. Observant bien que ce n'est que pour ce qui a rapport à l'opération du Strabisme convergent.

Procédé de M. Strohmeyer.

La paupière supérieure étant relevée avec l'élévateur de Pellier, et l'inférieur abaissée avec un crochet mousse et recourbé, une érigne, à extrémité très effilée, est implantée dans la sclérotique pour être confié à un aide chargé de tenir l'œil fixément en dehors; ensuite l'opérateur coupe la conjonctive, avec des ciseaux ou un bistouri, pour mettre le muscle à découvert, engage au-dessous de ce dernier une petite spatule très étroite à laquelle M. Roux, plutard, a ajouté une Cannelure, et en opère la section avec des ciseaux mousses droits ou courbes sur le côté, ou un petit bistouri concave sur son tranchant.

Procédé de M. Lucas, *de Londres.*

M. *Lucas* a suivi le procédé de M. *Strohmeyer*, avec cette différence qu'il a incisé de bas en haut la conjonctive saisie, au préalable, avec des pinces carrées. La conjonctive ainsi divisée, il a implanté, au-dessous d'elle, une érigne double dans la sclérotique pour fixer l'œil et passer ensuite au-dessous du muscle un petit stylet qu'il a rapproché le plus possible de l'insertion du tendon, lequel a été divisé avec des ciseaux courbes.

Procédé de M. Crommelinck.

M. *Crommelinck* porte l'œil en dehors à l'aide d'une érigne très fine implantée dans la conjonctive qu'il divise, en dedans des crochets de l'érigne, avec des ciseaux mousses dont une branche est glissée au-dessous du muscle pour le couper en travers. Ce chirurgien conseille de diviser la conjonctive dans le sens d'une ligne oblique qui, partant de la racine du nez, couperait obliquement en deux, d'avant en arrière, et de dedans en dehors, l'œil primitivement tiré vers l'angle externe de l'orbite.

Procédé de M. Jules Guérin.

Au lieu, dit M. Jules Guérin, de diviser, couche par couche, la portion de la conjonctive oculaire qui recouvre les muscles, je la détache de la sclérotique et la soulève avec une pince à larges bords, jusqu'à ce que le muscle soit mis à découvert. Celui-ci étant coupé avec des ciseaux courbes, je remets en place la portion détachée de la conjonctive; en recouvrant la plaie, elle empêche l'air d'y pénétrer, et lui procure l'avantage des plaies sous-cutanées.

Procédé de M. Sédillot.

Ce chirurgien militaire, au lieu d'asseoir le malade sur une chaise, en face d'une croisée, comme le font les autres chirurgiens, préfère qu'il soit couché, parceque cette position, dit-il, permet de maintenir la tête mieux fixée, en l'appuyant contre les matelas ou un oreiller. Ensuite, il fait écarter la paupière supérieure par l'élévateur de *Pellier*, et l'inférieure par l'abaisseur de M. *Dieffenbach*, modifié par M. *Charrière*.

Cet abaisseur consiste en deux crochets mousses et recourbés, soutenus par une tige unique. M. Charrière l'a modifié en unissant les deux crochets au moyen d'une tige transversale.

Pour fixer l'œil en dehors, M. *Sédillot* a imaginé une érigne à trois branches peu courbée, très effilée et présentant, à deux millimètres de leur pointe, un petit renflement dont le but est de l'empêcher de pénétrer trop profondément dans le globe de l'œil.

Après avoir pris toutes ces dispositions, l'opérateur saisit la conjonctive avec des pinces ordinaires, la soulève et la divise perpendiculairement à la direction du muscle au-dessous duquel il glisse la spatule de M. *Dieffenbach*, modifiée par M. *Roux*, pour pouvoir passer la pointe de ciseaux courbes qui doivent terminer l'opération.

Procédé de M. Ferrall.

Le patient est placé sur un sopha, l'œil tourné du côté de la lumière. Un aide relève la paupière supérieure, à l'aide d'un spéculum ; un autre aide abaisse la paupière inférieure avec ses doigts. La caroncule lacrimale est poussée en dedans avec une très petite érigne double. Aucun moyen n'est employé pour tirer l'œil en dehors. L'opérateur saisit alors, avec des pinces, un petit point de la conjective, à quelques lignes de la cornée, la relève et la divise d'un seul coup de petits ciseaux angulaires.

C'est là, dit-il, le premier temps de l'opération. Il ôte alors les instruments et laisse l'œil se reposer.

Aprés quelques secondes, il écarte de nouveau les paupières, engage une petite érigne mousse entre les lèvres de la petite plaie de la conjonctive et accroche par-là le tendon du muscle : c'est le second temps de l'operation. Alors une lame de ciseaux angulaires est glissée sous le muscle pour le couper à l'endroit de son adhérence à la sclérotique.

Procédé de M. Velpeau.

Ce procédé différent de beaucoup de ceux que nous venons de voir, nous allons, pour cette raison, le reproduire tel qu'on le trouve décrit dans le journal de médecine et de chirurgie pratiques. Octobre 1840.

Le malade étant mis en position convenable, les paupières ont été écartées au moyen de l'élévateur de Pellier et d'un crochet pour abaisser, mais qui au lieu d'être placés sur le bord muqueux des paupières, ou en dedans d'elles, comme on le fait ordinairement, l'ont été sur le bord cutané au point d'implantation des cils et sur la peau, immédiatement avant sa jonction avec la muqueuse oculaire. M. Velpeau a remarqué qu'en appuyant ainsi l'instrument sur la peau et non sur la muqueuse, on épargnait au malade un sentiment de gêne excessive, et qu'on parvenait tout aussi facilement à maintenir les paupières parfaitement écartées; ces deux crochets ont été remis entre les mains d'un aide, après quoi, l'œil étant porté par le malade autant que possible en avant et en dehors, M. Velpeau a enfoncé tout-à-fait en dedans, vers le point le plus rapproché de la caruncule lacrymale, une érigne à crochets doubles et courts qui ont pénétré dans l'épaisseur de la conjonctive et de la sclérotique pour faire tourner le globe oculaire en dehors. Cette érigne étant confiée à un second aide, l'opérateur en a pris une seconde de la main gauche; mais celle-ci simple, a été dirigée en contournant le globe oculaire d'abord horizontalement au-dessus du muscle à inciser; puis, par un mouvement de bascule du bas en haut, le crochet a été abaissé verticalement et en arrière du muscle sans avoir traversé autre chose que le point de conjonctive qui lui a donné passage ; alors l'érigne tirée doucement en avant y a amené le muscle recouvert de la conjonctive en forme d'anse ; un petit bistouri étroit, concave sur son tranchant, et de la forme d'une serpette allongée, a été glissé entre l'œil et l'érigne que tenait toujours la main gauche. M. Velpeau l'a retiré en coupant de haut en bas et d'arrière en avant, et a ainsi divisé transversalement le muscle droit interne et la conjonctive par une seule incision qui a pour toute étendue une ligne égale à la hauteur du muscle, et à l'épaisseur de l'instrument.

Procédé de M. Baudens.

Après avoir écarté les paupières comme on le fait généralement, M. Baudens implante une petite érigne à crochets doubles et coniques, dans l'épaisseur de la caruncule, tend les parties qui la constituent pour former une espèce de corde tendineuse qu'il incise immédiatement, de haut en bas, dans une étendue de cinq à six lignes, avec un petit bistouri; met à découvert la gaîne aponévrotique des muscles, l'ouvre de la même manière que les tissus précédens, et, quand les bords du muscle sont bien apparens, il engage, sous le bord inférieur, une érigne-bistouri (1) dont le tranchant coupe le muscle à mesure que le crochet le soulève.

APPRÉCIATION.

Ainsi qu'il est facile de le voir, chacun de ces divers procédés a son bon et son mauvais côté. Toutefois, nous dirons qu'il est toujours dangereux, quelque habile que soit un chirurgien, de se servir, en pareil cas, d'un bistouri pour pratiquer la section de la conjonctive ou celle du muscle; car un malade qui paraît d'abord très docile, peut devenir fort indocile pendant l'opération et exposer à de graves acci-

(1) Cet instrument n'est qu'une modification de notre *crochet* dont la description a paru, pour la première fois, dans la Gazette des Hôpitaux, 1er octobre 1840; et conséquemment avant celle de M. Baudens; et cependant ce chirurgien, dont le nom est si bien connu, ne lui a pas accordé une place dans son intéressant article sur le Strabisme. Gazette des Hôpitaux, 26 novembre dernier.

dens, tels que celui de faire vider l'œil, en occasionnant la perforation de la sclérotique par un mouvement brusque et inattendu, ce qui est déjà arrivé à un chirurgien étranger. D'un autre côté, il est préférable d'opérer à l'œil nu, c'est-à-dire le muscle étant mis à découvert par la section préalable de la conjonctive, parcequ'alors on peut plus facilement glisser entre lui et la sclérotique, soit une spatule cannelée, pour le soulever, soit une branche de ciseaux, soit, ce qui vaut encore mieux, un crochet boutonné très délié, coudé à angle droit sur sa tige. L'usage de ce crochet que nous avons imaginé est on ne peut plus avantageux pour faciliter la section *totale* du tendon ou des fibres musculaires.

Du bouton du crochet à son coude, nous avons donné quatre lignes d'étendue pour pouvoir mesurer, instantanément et d'une manière précise, la distance qui existe entre la terminaison des fibres musculaires et l'insertion de la cornée; cette distance étant égale à la longueur du crochet. De plus, en glissant le crochet entre le muscle et la sclérotique, l'on ne s'arrête que lorsque le bord du muscle touche l'angle de l'instrument, parcequ'alors l'on est sûr que toutes les fibres musculaires ont été embrassées (la largeur du muscle n'étant que de quatre lignes environ), et qu'il suffit de le soulever, en tirant légèrement à soi, pour former une anse, au-dessous de laquelle l'on engage les ciseaux afin d'en opérer la section d'un seul trait.

APPAREIL INSTRUMENTAL.

Divers crochets mousses, connus sous le nom d'élévateurs et d'abaisseurs des paupières; des érignes à une ou plusieurs branches; celle à tranchant, dite pour cela, érigne-bistouri, pour soulever et couper le muscle en même temps; des ciseaux droits ou courbes; des bistouris; une spatule avec ou sans cannelure, pour soulever le muscle, et un stilet destiné au même emploi; ou enfin, un crochet boutonné, très délié, que l'on glisse entre la sclérotique et le muscle pour le tirer légèrement en formant une anse, ont été tour-à-tour préconisés par ceux qui en ont fait usage.

Aussi est-ce dans ce petit arsenal que nous avons puisé les divers instrumens dont nous nous servons, et qui sont :

1.° L'élèvateur de Pellier et l'abaisseur de M. Dieffenbach, pour séparer les paupières ;

2.° L'érigne triple de M. Sédillot, pour fixer l'œil ;

3.° Une paire de petites pinces carrées et à petits crochets, pour soulever la conjonctive ;

4.° Des ciseaux droits mousses, pour en opérer la section, ainsi que celle du muscle ;

5.° Enfin, le petit crochet boutonné que nous avons imaginé pour saisir aisément le muscle, le soulever en formant une anse, afin de le couper avec facilité d'un seul coup.

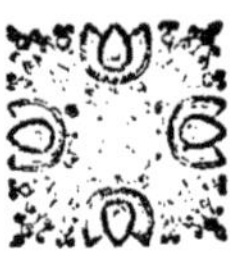

MODE OPÉRATOIRE DES DIVERSES ESPÈCES DE STRABISME.

1.° Du Strabisme Convergent.

(section du droit interne.)

Après avoir appliqué le monocle sur l'œil sain, l'on couche le malade en face de la lumière, la tête appuyée sur un oreiller; un aide l'y fixe d'une main, et de l'autre, armée de l'élévateur, il tient relevée la paupière supérieure tandis qu'un second aide baisse l'inférieure.

Les paupières ainsi séparées, l'opérateur engage le malade à porter l'œil en dehors, et, pendant que ce mouvement s'exécute, la main droite, si c'est l'œil gauche que l'on opère, *et vice versa*, tenant l'érigne de manière que le pouce la fixe presque à angle droit entre l'indicateur et le médius, prend un point d'appui sur la joue et la tempe, du même côté, avec le petit doigt et l'annulaire séparés, et, lorsque le blanc de l'œil est bien en évidence, elle l'accroche vivement à quatre lignes de la cornée environ, en traversant la sclérotique, pour le confier à un troisième aide chargé de le maintenir fixé en dehors. Cela fait, le chirurgien, saisit avec les pinces, la conjonctive, la soulève, et, avec les ciseaux, la coupe à angle droit pour mettre le muscle à découvert, qu'il reconnaît à sa couleur rouge. Ensuite, quittant les pinces pour prendre le crochet, il l'engage entre la sclérotique et le muscle en passant derrière le bord supérieur de ce dernier qu'il soulève, en tirant légèrement à soi, pour former une anse au-dessous de la quelle il glisse une branche des ciseaux pour la diviser entièrement d'un seul trait; et, l'érigne étant retirée, l'opération est terminée.

Lorsque le crochet est engagé sous le muscle, il convient de le faire glisser sans crainte, jusqu'à ce que, avec sa courbure, il en touche le bord supérieur, parce qu'alors seulement le bouton a dépassé le bord inférieur, et que c'est aussi seulement alors qu'il convient de former l'anse.

Une remaque importante dans cette opération, est de faire fixer l'œil bien directement en dehors, attendu que le moindre changement de direction, changeant les rapports du muscle, pourrait faire commettre une erreur.

De plus, il est bon de noter que la distance du bord de la cornée aux fibres musculaires est la même que celle que présente le crochet depuis son coude jusqu'à son bouton. Ainsi, à l'aide de cette mesure qui se prend sans perdre de temps, l'on peut éviter des recherches toujours fort ennuyeuses.

2. Du Strabisme Divergent.

(section du droit externe.)

Le malade étant placé et les paupières séparées, ainsi que nous l'avons dit plus haut, le chirurgien tient l'érigne de la main droite pour l'œil droit, et de la gauche pour le gauche. Prenant son point d'appui sur le côté opposé du nez, il engage le malade à porter l'œil en dedans, et, pendant que ce mouvement s'opère, il l'accroche vivement à quatre lignes de la cornée et le confie à un aide.

Les autres temps de l'opération sont les mêmes que ceux que nous venons de décrire; observant toujours de faire tenir bien fixément l'œil directement dans le sens d'une ligne transversale.

3° Du Strabisme Convergent et en bas.

(section de la poulie du grand oblique.)

Chondrotomie.

Le malade étant assis sur une chaise la tête fixée contre la poitrine d'un aide, qui en même temps tient l'œil sain fermé; les paupières, au lieu d'être écartées, leurs bords se trouvent rapprochés par la tension exercée en dehors sur le muscle orbiculaire, comme pour l'opération de la fistule lacrymale. L'opérateur tenant, en première position, un petit bistouri droit, à deux tranchants, le dirige droit devant lui, en partant de la racine du nez pour labourer la paroi supérieure de l'orbite, au point où elle se réunit à la paroi interne de cette cavité, et, après avoir pénétré à quelques lignes de profondeur, en traversant les paupières, il arrive sur la poulie qu'il divise par de légers mouvemens de bas en haut et de haut en bas; et l'opération est terminée.

4.° Du Strabisme Convergent et en haut.

(section du droit interne.)

Cette espèce de Strabisme dépendant de l'action simultanée des muscles droits supérieur et interne, nous pensons que la section de ce dernier doit suffire, de même que, dans les varus, la section du tendon d'Achille, suffit le plus ordinairement. Aussi réduirons-nous ce cas ci, pour le plus souvent, à celui de Strabisme convergent proprement dit, et y renverrons-nous pour ce qui est de l'opération.

5.° Du Strabisme Divergent et en haut.

(section du petit oblique.)

Le bandage appliqué sur l'œil sain, le malade convenablement couché et les paupières écartées, l'érigne est implantée à la partie inférieure et interne de la sclérotique pour être confiée à un aide qui fixe l'œil dans le sens de la déviation ; c'est-à-dire en dehors et en haut. Ensuite le chirurgien prenant les pinces de la main gauche, si c'est l'œil gauche qu'il opère, et de la droite, si c'est l'œil droit, saisit la conjonctive au-dessous de la caroncule lacrymale, la soulève et la divise. Ayant ainsi mis le muscle à découvert, il glisse le crochet entre lui et la paroi inférieure de l'orbite, le soulève en formant une anse, et en opère la section avec les ciseaux.

6.° Du Strabisme divergent et en bas.

(section du droit externe.)

Produite par l'action simultanée des muscles droit externe et droit inférieur, cette espèce de Strabisme se trouve dans les mêmes conditions que le Strabisme convergent et en haut ; mais dans une direction diamètralement opposée. Aussi renvoyons-nous pour son opération à la section du droit externe.

7.° du Strabisme en haut.

(section du droit supérieur.)

Après avoir tout disposé, comme ci-dessus, le chirurgien prenant son point d'appui sur la joue, tient l'érigne de manière que le manche soit tourné vers lui, et fesant porter l'œil en bas, il l'accroche à quelques lignes de la cornée et le confie à un aide qui le tient fixément dans cette direction. Ensuite, le muscle étant mis à découvert par la section de la conjonctive, il glisse, entre lui et la sclérotique, le crochet qu'il engage sous le bord externe et qu'il pousse sans crainte, jusqu'à ce que le bouton dépasse le bord opposé ; il forme l'anse et la coupe.

8.° Du Strabisme inférieur.

(section du droit inférieur.)

Cette opération ne diffère de la précédente qu'en ce que l'œil doit être tenu fixément en haut, après l'avoir saisi avec l'érigne, et que pour l'accrocher, le chirurgien doit prendre son point d'appui sur le front, en tenant l'instrument de manière que le manche soit tourné en haut.

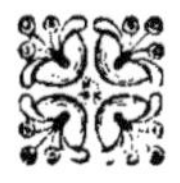

TRAITEMENT CONSÉCUTIF.

Peu d'opérations chirurgicales nécessitent un traitement consécutif plus simple que l'opération du Strabisme. Quelques chirurgiens ont pratiqué une saignée du bras immédiatement après. Cette précaution serait utile chez les personnes robustes et pléthoriques. D'autres ont abandonné l'œil à lui-même, ce qui pourrait ne pas être sans inconvénient. La plupart, et telle est aussi notre manière de faire, appliquent sur l'œil, pendant quelques jours, des compresses imbibées d'eau froide, pour prévenir le développement inflammatoire. L'on prescrit en même temps, un régime maigre et quelques pédiluves sinapisés, un matin et soir.

Du reste, la conduite du chirurgien doit être dictée par l'état des choses, car l'on n'a que très rarement, à faire à des accidens consécutifs.

Lorsque l'on a cessé les fomentations froides, il est nécessaire de faire porter un bandeau sur l'œil qui n'a pas été opéré, afin de faire exercer seul celui qui était dévié. Si les deux ont été opérés en même temps, l'on placera le bandeau sur l'un et sur l'autre alternativement pour que chacun s'exerce isolément à son tour. Ce n'est qu'après quelque temps que les avantages de l'opération peuvent être bien constatés (1).

Remarques.

L'opération du Strabisme n'est presque pas douloureuse; les enfans même la supportent généralement assez bien. Aussitôt après l'opération, les yeux reprennent leur position naturelle, et la difformité disparaît. Les malades disent alors qu'ils voient mieux des deux yeux à la fois, et ils se lèvent pour aller se regarder à la glace. Néanmoins, certaines conditions sont nécessaires, pour qu'une pareille réussite puisse avoir lieu; telles sont l'intégrité du muscle

(1) M. Cavarra, médecin de Palerme, publia dans le *journal Hebdomadaire des progrès des sciences médicales*, N. 10, 1836, un mémoire fort intéressant sur le Strabisme. Dans ce mémoire l'auteur disait que, la difformité dépendant d'une affection nerveuse, entrainant avec elle la privation du mouvement musculaire, c'était sur le système nerveux des yeux qu'il faillait agir; et, à cet effet, il proposait l'électropuncture comme moyen qui lui aurait réussi, appliqué sur une des branches de la cinquième paire. (La frontale ou la maxillaire supérieure.)

opposé à celui sur lequel l'on opère ; celle de la vue dans l'œil dévié, et surtout, la bonne volonté, la docilité des malades.

M. Dieffenbach a observé que, lorsqu'on coupait le muscle droit interne, la pupille se contractait et la vue devenait régulière, si le degré de contraction était égal à celui de l'autre œil, tandis qu'au contraire, la vue restait double, ou le devenait, si l'irrégularité dans les ouvertures pupillaires persistait. Mais cet état ne dure guère qu'une vingtaine de jours après lesquels il disparaît insensiblement.

Il est arrivé, qu'après la section du droit externe, l'œil a été porté aussitôt en dedans, ce qui a changé le Strabisme divergent en convergent, et nécessité l'opération de ce dernier pour rétablir la rectitude du globe oculaire.

Il y a des chirurgiens qui pensent que l'effet opposé n'a jamais lieu : c'est-à-dire que la section du droit interne ne change pas le Strabisme convergent en Strabisme divergent. Pour nous, nous connaissons une jeune demoiselle qui a été opérée à Bruges, cet été, d'un Strabisme convergent double, et, aujourd'hui, l'œil gauche surtout, tend à se porter principalement en dehors et en haut.

M. Baudens a observé qu'en même temps que l'œil gauche qui était dévié en dedans, se trouvait redressé et porté en dehors, l'œil droit qui était sain, avait été, à son tour, porté en dedans ; mais que cet état n'avait point persisté, et que, quinze jours après l'opération, les deux yeux étaient parfaitement droits.

Parmi les quelques propositions établies par M. Dieffenbach, il y en a une sur laquelle nous nous arrêterons, tant parceque plusieurs chirurgiens de mérite, semblent n'élever aucun doute sur son exactitude, qu'à cause de la disposition anatomique des parties qui ne nous permet pas d'en admettre la possibilité.

Cette proposition consiste dans la section du grand oblique, qui ayant été effectuée, le globe de l'œil est tombé brusquement, et est venu se placer dans le milieu de l'ouverture des paupières.

Quand on considère le trajet du grand oblique qui, partant du fond de l'orbite, en cotoie la paroi interne d'arrière en avant pour aller se réfléchir sur une poulie, afin de se diriger d'avant en arrière, de dedans en dehors et de haut en bas, et s'insérer à la partie externe et postérieure du globe de l'œil, l'on conçoit difficilement qu'il puisse le porter directement en haut. Car à quoi bon alors, le muscle droit supérieur? si donc le grand oblique ne porte pas directement en haut le globe de l'œil, comment se fait-il que cet organe tombe quand on coupe le muscle ? Est-ce que le droit supérieur cesserait alors ses fonctions ? Et cependant, s'il n'en était ainsi, la chute ne pourrait avoir lieu. Aussi, pensons-nous que de nouvelles observations peuvent seules prononcer sur la proposition de M. Dieffenbach ; attendu que ce chirurgien, quoique fort habile, aurait bien pu couper le droit supérieur en même temps que le grand oblique ; surtout, ainsi que nous le pensons, s'il a agi sur sa portion réfléchie. Car, personne n'ignore combien alors sont intimes les rapports des deux muscles ; de-là aussi la nécessité de pratiquer la *Chondrotomie.*

Peu de sang s'écoule ordinairement après l'opération du Strabisme, et comme elle n'est presque pas douloureuse, ainsi que nous l'avons déjà dit, et qu'elle n'entraine jamais après elle d'accidens qui puissent porter atteinte à la vue, le chirurgien qui ne la conseillerait pas avec confiance, et les parents qui, par pusillanimité, ou par un attachement mal entendu, pour leurs enfants, les priveraient des bienfaits qu'ils peuvent en retirer, s'exposeraient plutard, à des reproches qu'ils auraient bien mérités.

FIN.

www.ingramcontent.com/pod-product-compliance
Ingram Content Group UK Ltd.
Pitfield, Milton Keynes, MK11 3LW, UK
UKHW020952180726
13838UKWH00003B/1278